CHRISTIAN CASCIO

LA LUNGA NOTTE
DEL DOTT. C.

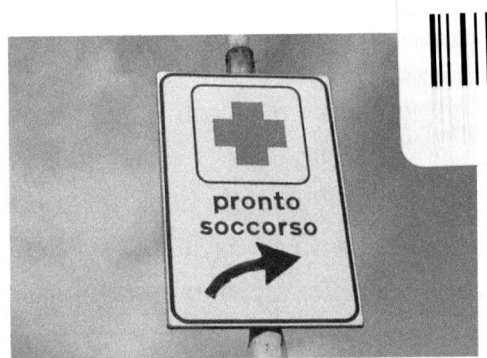

I0425503

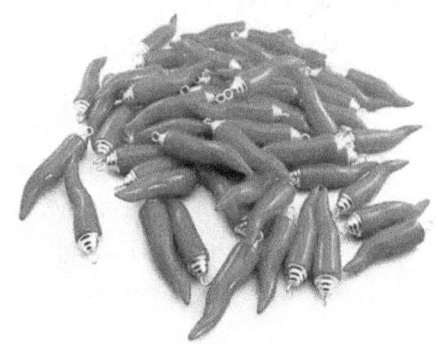

*(ovvero cronaca semiseria dei turni più "sfigati"
della provincia)*

La lunga notte del Dott. C.

Ovvero cronaca semiseria dei turni più "sfigati" della provincia

Quando ho deciso di scrivere questo libro non so cosa mi balenasse per la testa, non so che malsana idea continuasse a lapidarmi l'encefalo però, forse per sfida, forse per onore, alla fine ho realizzato che sarebbe stato utile ed anche divertente raccontare alcuni aneddoti della mia breve carriera. In particolare mi riferisco al periodo magico e faticoso passato nel Pronto Soccorso di un piccolo Ospedale del Nord Italia dove al lavoro si intrecciavano passioni, amori, dolori, scampoli di vita vera.

La vita in un pronto soccorso scorre davanti a te come un fiume, te la vedi passare davanti, qualche volta sfuggire e non puoi fare a meno di tuffartici dentro. Per lo più il lavoro è routine, si sta "sulla breccia" compiendo atti, azioni e protocolli meccanici. Di giorno ci si destreggia, si gioca di squadra e basta uno sguardo per capire quello che si deve fare. Per esempio su un arresto cardiaco guardo la mia infermiera, nel tempo di incrociare le mani nel classico gesto della RCP siamo subito in sala urgenze ed il malato ha la via venosa, qualcuno ventila, qualcuno massaggia, qualcuno tiene d'occhio il monitor...Ognuno è al suo posto e sa qual'è l'obiettivo. A volte però non è tutto chiaro come la precedente situazione e bisogna usare, ingegno, astuzia ed esperienza. L'equipe è fondamentale.

Di giorno perciò ci si barcamena, tutti sono al loro posto, l'Ospedale, grande o piccolo che sia è al top delle sue possibilità, ci sono i consulenti, i radiologi, i medici sul territorio, ma di notte...

La notte da sempre è avvolta da un alone di mistero, la notte spaventa, la notte cova le più feroci e rare patologie, nasconde le malattie più terrifiche che, proprio di notte, all'improvviso ti possono colpire. I pazienti spesso te lo ripetono, ci tengono a precisare che anche se va tutto bene "sono passata di qui per un controllino, mi ha già visitato il mio medico e mi ha dato la cura, ma sa (qui la voce si fa più franca e confidenziale) andiamo incontro alla notte..." Oppure: " ma come, lo dimettete a quest'ora di notte?! (ore 20.30, poco dopo l'inizio del turno)" come fosse un inimmaginabile tabù.

Perciò è proprio di notte che capitano le cose più strane, alcune fanno ridere, alcune sono serie e ve le racconterò, lasciando un piccolo spazio per pensarci e inserendo alla fine un piccolo commento per riflettere.

Buona lettura!

13000 figli

Anna è una malata psichiatrica, ricoverata in un grande ospedale che sta ad un centinaio di kilometri dal nostro. Anna è stufa, furba, maniacale. Nella sua follia qualche volta sembra lucida.

Quella sera Anna riesce a scappare, con tanto di flebo attaccata, dall'ospedale e, non si sa come, si ritrova in stazione (non è molto distante) e si infila su un treno. La signora anziana in vestaglia, con un ago cannula 14 nel braccio destro e un curioso braccialetto col codice a barre ci mette poco ad attirare l'attenzione ed a breve viene raggiunta dal controllore. Il pover'uomo al servizio delle regie ferrovie statali (regie perchè sono lente come ai tempi del re) ligio al suo dovere, nel pieno della sua figura autoritaria ed istituionale, con voce sonante non può fare a meno di chiedere alla originale signora in vestaglia: "Mi scusi, ce l'ha il biglietto?" e la signora, con buona parlantina, e seraficamente : "Ma quale biglietto? Il treno è mio, sa mio marito è capotreno!".

I treno ormai è partito e siamo nei pressi della stazione del nostro Ospedale (come sempre il destino li fa fermare lì) perciò Anna viene condotta dalle forze dell'ordine in DEA.

Brevemente mi faccio raccontare l'accaduto dai carabinieri che l'accompagnavano e poi inizio ad interrogare seriamente e a far parlare la signora. Ho imparato che spesso discutendo recuperano un po' di lucidità, qualche volta però ci si inoltra nei meadri del delirio costruttivo ed è divertente perdersi in quei salti della mente.

Allora inizio "Signora, povera, non aveva il biglietto?!", e lei subito ribatte: " Sa, mio marito..." "capotreno" dico io, "no militare! È un comandante. Ora è in missione". Va bene uno a zero per lei palla al centro, provo a cambiare argomento "signora mi dica ha figli?", "tre figlie, belle, bellissime, fanno le modelle. Una si chiama Maria Chiara, una Maria Luisa e una Maria Stella. Stanno in Brasile per lavoro." Bene, l'agomento mi sembra un buon punto d'appoggio penso e dico " Bene quanti anni hanno?" e Anna ovviamente sempre più serena mi risponde " Hanno 11, 13 e 18. Pensi una ha gli occhi verdi, una azzurri e una marroni". Non è il solito delirio penso, non è ossessiva, non ha pulsioni e soprattutto non è per niente aggressiva anzi quella immagine di famiglia assurda è quasi magica e decido di darle ancora un po' corda quando quel viso, segnato dalla terapia farmacologica, che poco prima era sereno si rabbuia.

" che succede signora Anna, cosa la turba?" e lei "no sa, è che devo trovare un posto, sto cercando un maniero qui in zona per i miei figli" ribatto quasi senza pensare ma ormai stavo "ballando" con lei " ma come mi ha detto che ha 3 figlie?" Anna ritorna serena : " si certo ma è per i miei figli adottivi..." " Che brava, rispondo, e quanti ne ha?" " Anna ora è al massimo della serenità e risponde quasi sollevata "13000!". Intanto segretamente avevo chiamato al telefono la psichiatra reperibile che arrivò in quel momento per portarla in reparto, in regime di TSO, dove si sarebbe fermata per la notte per essere ritrasferita al mattino all'ospedale di provenienza. Mi perdoni Anna se ho interrotto questo strampalato sogno.

L'episodio si comenta da se, a parte l'aspetto ludico e simpatico mette in luce le lacune del nostro sistema assistenziale verso le così dette classi deboli. Anna rappresenta una debole, una malata che ha bisogno costante di aiuto ma che spesso viene messa ai limiti della società, anzi evitata come sul treno. Non c'è abbastanza cultura e preparazione per trattare con malati di questo tipo e l'integrazione diventa un miraggio lontano. Non ci resta che creare mostri impastati dagli psicofarmaci che vagano senza meta tra un ricovero e l'altro. A volte penso che i veri pazzi siamo noi.

I morsi

In un piccolo pronto soccorso non ci sono molti chirurghi disponibili a fare i turni così capita spesso che gli internisti rinnegando la loro stessa natura passino il turno in sala chirurgica.

Per alcuni non è un problema, per altri è un vero danno perché devi letteralmente cambiare mentalità, non puoi visitare capo piedi tutti i pazienti e ti devi dimenticare il fonendo. Per lo più si tratta di traumi o insidiose patologie addominali perciò, non essendo specialisti in tale ambito, si cerca di farsi le ossa stando sempre all'erta.

L'esperienza e il buon senso quasi sempre ti guidano nelle scelte e i casi più difficili.

I morsi di animale sono una patologia abbastanza frequente. La maggior parte sono di cane o gatto, talvolta capitano morsi veramente infrequenti.

La gestione non è semplice perché bisogna pulire bene la ferita, prescrivere un antibiotico e cercare di non suturare perché si infetta facilmente.

Una volta, in prima serata, si presentò un tipo che pretendeva l'antirabbica. Era stato morso da un pipistrello. Come? Ovviamente l'aveva molestato e questo per difesa l'aveva morso.

Oppure una nostra infermiera, aveva provato ad avvicinare un capriolo con del cibo e questo, spaventato, la morse sul didietro.

Ma il morso che mi sta più a cuore e quello ricevuto da un signore molto particolare, il signor Togni (proprio lui). Ormai in pensione il vecchio Togni seguiva il circo alla periferia della città e aiutava a rigovernare le gabbie.

Quella sera si presentò con una ferita all'avambraccio abbastanza profonda ma non slabbrata, aveva quattro fori ai lati. Dichiarò al triage che era un morso di leone, che voleva giocare. In quel viso notai la stanchezza ma anche l'esperienza e la tranquillità di fare un mestiere inusuale come se fosse il più normale del mondo. Lo medicai e lo congedai con una prognosi di 7 giorni non prima di essermi fatto invitare allo spettacolo del giorno dopo.

Forse non tutti sanno che il rischio dei morsi di animale è quello infettivo. La ferita, anche piccola si infetta facilmente. Quello più a rischio è il morso di gatto, seguito dal morso umano e infine dal morso di cane.

Come dire: l'uomo è una brutta bestia...

I profughi

A febbraio del 2011 in Libia faceva molto caldo, scoppiava la prima insurrezione e la "giornata della collera". Ovviamente gli accordi per una strategia integrata della gestione delle frontiere stipulati tra i governo Berlusconi dell'epoca e Gheddafi vennero meno e nel corso dei mesi seguenti scoppiò l'emergenza a Lampedusa. Sappiamo tutti come andò a finire la guerra civile, così il governo decise che, per detendere la situazione ormai al collasso dell'isola, i profughi dovessero essere distribuiti in tutta Italia istituendo dei raffazzonati centri di permanenza territoriale ricavati da scuole, appartamenti, istituti... Il caso vuole che 20 poveracci furono mandati nella asl dell'ospedale limitrofo al nostro che, essendo piccolo, poco attrezzato ed anche un po' snob ce li inviava per ogni più disparato problema. Infatti non essendo centri attrezzati con i più rudimentali strumenti sanitari ogni piccolo problema di salute diventava un'emergenza. Nella credenza popolare, ma anche di molti medici del 118 locali, questi poveracci erano portatori di non so quali terribili malattie infettive contagiose quindi, nella maggior parte dei casi, senza neanche visitarli li caricavano sull'ambulanza e li portavano da noi (ospedale che ovviamente non è dotato di un reparto di malattie infettive nel caso...).Quindi ogni volta che venivamo allertati dell'arrivo di un caso simile subito serpeggiava odio e si imprecava contro questi poco preparati e poco gentili colleghi, e ci chiedevamo perchè, se il sospetto era una malattia infettiva, il malato non veniva portato direttamente nell'ospedale competente. Il più delle volte gli esuli passavano una giornata in pronto soccorso, facevano una visita e una lastra e venivano rimandati a casa con terapia sintomatica o un antibiotico. Questi poveri profughi erano quasi tutti dei ragazzi provenienti dai più svariati posti dell'Africa nera e parlavano solo afrikans, arabo, inglese o francese.

Il caso vuole che in tutto il pronto soccorso solo io e il mio collega parlassimo un inglese decente, capaci anche di comprendere le richieste, i sintomi. Perciò spesso aspettavano che arrivassimo in turno o ci chiamavano apposta.

Alle ore 22, impeccabile come sempre, suona il telefono della centrale "Giallo 8 (che significa patologia indeterminata)" dice l'operatore e continua " è un profugo, tubercolosi intestinale dice il medico." E chiude.

Divento rosso dalla rabbia e dall'adrenalina, ma nel tempo che l'ambulanza si muove e arriva da noi riesco a pensarci su e a decidere sul da farsi.

Primo: come fanno a sapere che ha la TBC intestinale, diagnosi per la quale bisogna fare colture di laboratorio su sangue e feci? Penso forse ce l'aveva già. Magari ha dei farmaci con se tra cui gli antitubercolari.

Secondo: Mi ricordo dai sacri testi che si tratta di patologia molto grave, trattandosi di una disseminazione della malattia, perciò vuol dire che il sistema immunitario del paziente non funziona. Penso l'avranno soccorso bene? Una vena ce l'avrà?

Terzo: Perchè non l'hanno portato all'Ospedale con le Malattie Infettive se la diagnosi è certa? Penso, oltre agli insulti, che avrei dovuto prendere il telefono, chiamare i colleghi delle infettive (a quell'ora sapevo già che non avrei trovato nessuno e dovevo cercare un reperibile che da casa mi avrebbe mandato allegramente a quel paese...) trovare un posto per il malato, il che significava bloccare il letto 1, (l'unica stanza singola dell'astanteria) ed isolarlo come fosse un malato infettivo.

Mentre mi sovviene alla mente l'immagine del medico della peste, con la sua maschera dal naso lungo, la porta del tunnel della camera calda si apre e mi si presenta questa scena.

Ragazzo di 33 anni seduto su carrozzina, poi si alzerà da solo, che ha febbre e qualche fastidio intestinale.

Congedo il medico del 118 con uno sguardo che è misto tra compassione e disgusto e mi dedico al paziente.

Intanto mi presento, è poco più giovane di me e parla un buon inglese.

Mi dice che viene dal Mali e subito mi balena nella mente un'immagine del mio libro di geografia della *Loescher* delle medie in cui si parlava del Mali come "senza alcun dubbio il paese più povero del mondo".

Inizio a pensare al viaggio e mentalmente ripercorro il centrafrica, l'africa subsahariana, il mare aperto...

Un po' di febbre e mal di pancia ci può stare.

Mi racconta che da un po', prima di partire, ha dolori alla pancia e diarrea. Qualche volta febbre.

Ma soprattutto mi dice una parola molto importante: **"Worms!"**. Lo avevano già visitato, aveva un parassita intestinale ma non ha mai iniziato la cura. Per me la diagnosi era fatta, tuttavia quel'etichetta di TBC intestinale doveva essere sfatata il giorno dopo con le culture per il baccillo di Koch (quello della tubercolsi appunto) tutte negative. Aveva solo le uova di un verme molto comune, che infetta anche i bambini. Una scatola di medicine e tanti saluti.

Questa storia dimostra quanto pericolosa e devastate sia l'ignoranza, soprattutto quando è sostenuta dal pregiudizio.

Sono sicuro che ognuno di questi ragazzi aveva una storia da narrare magari fatta di sofferenze e di qualche speranza. Putroppo per tutti rimaranno dei ragazzi sporchi, neri e che parlano una strana lingua senza niente da raccontare.

I reperibili

Il pronto soccorso è un ambiente particolare, dotato di vita propria, un ecosistema delicatissimo dove ogni specie, anche la più rara in via d'estinzione riesce a sopravvivere. Così ad ogni cambio turno sembra di enrare in un mondo nuovo, alieno al mondo reale. Ci si sente come moderni Dante tra gironi, cerchi e bolge, traghettare tra scampoli di umanità.

Come in una strampalata epopea, facevo la mia catabasi.

Sulle rive di questo Acheronte vivono i personaggi più strani che con ricorrenza quasi giornaliera si ripresentavano come pazienti o semplicemente come coabitanti di questo picolo mondo. Alcuni di essi, ormai leggendari, hanno fatto epica con le loro gesta e la loro presenza.

Per esempio avevamo una donna sulla settantina, ancora molto arzilla, dal passato non raccomandabile che quasi tutte le notti dormiva nella sala di attesa, qualche volta chiedeva prestazioni mediche, altre volte offriva prestazioni molestando gli astanti, quasi sempre criticava, denigrava l'operato di quello che si faceva al di là delle porte. La frase tipica: "non curano nessuno, fanno morire tutti!"

Un altro , classico ubriacone con patente, sulla sessantina, due o tre volte a settimana veniva a dormire anche lui nella sala d'attesa per smaltire la sbornia con l'unico pensiero di suonare il campanello del triage ogni ora e fare i dispetti alla donna sopra menzionata.

Una volta, mentre la donna dormiva seduta con la testa a ciondoloni (questa era la sua posizione tipo) quatto quatto le si avvicinò, le diede un pugno al vertice della testa (il cosiddetto "cocco") e scappò...Si può immaginare il putiferio.

Poi c'erano i clienti seriali, un ragazzo giovane veniva spesso di notte per farsi fare un clistere, con insistenza, più per un'ossessione psichiatrica che per necessità. Ovviamete non essendo una prestazione d'urgenza e soprattutto una pratica da pronto soccorso, veniva rispedito a casa.

Ve ne erano molti, un altro che ricordo è un povero ragazzo oligofrenico che quando riteneva che la struttura che lo ospitava non andava bene mangiava tutto quello che gli capitava a tiro. Successe molte volte. Tra gastroscopie, laringoscopie e un intervento chirurgico ci restituì numerosi oggetti tra cui un orologio, una catena con lucchetto, un walkman, 2 bicchieri di plastica, mezzo pigama.

Scerzosamente e con sprezzo dei colleghi specialisti che stavano comodamente a casa e chiamati si presentavano dopo ore avevo ribattezzato questa gente col nome poco carino di "Reperibili".

Per loro anni fa scrissi una poesia in vernacolo:

"Questi sono i reperibili

che all'Ospedale vengono,

dormono e son terribili.

Ecco una è l'Adriana,

che ci passa giorno e notte,

in passato fu puttana

ora ce le ha proprio rotte.

C'è una specie di barbone,

forse un poco deficiente

come segno dirimente

ha una cisti su un coglione.

Ei si aggira nottetempo

se la fila come un razzo

se lo cogli nell'intento

di spaccarti un poco il cazzo.

Ce n'è uno con stampelle,

spesso a modo e quasi in vena

ma se beve a crepapelle

si trasforma in una iena.

Staziona in sala barelle

non contiene le budelle

ma va a casa per la cena.

Alle volte uno sano

sembra esserlo davvero

ha un bisogno quasi umano

di evacuare a cuor leggero.

Questo vien per clistere

te lo chiede piano piano

ma senza farglielo sapere

gli sfondiamo il deretano.

Ora amici mi congedo

se qualcuno non è in lista

se lo segni il triagista."

Forse la prosa è un po' forte ma la sintesi è vera. Questi personaggi affollavano il già affollato pronto soccorso, ma posso dire che mai una volta li abbiamo trattati male o considerati pazienti di serie B. Ognuno riceveva un trattamento uguale agli altri come nella miglior socialdemocrazia.

Qualche tempo fa ho saputo che l'Adriana non ce l'ha fatta, era a Roma, dove si recava in vacanza ed è morta.

Forse non la sopportavo, quando nel pieno del lavoro mi rompeva le scatole, ma non mi sono sentito tanto bene quando l'ho saputo.

Il triangolo no

Spesso durante i turni di guardia ci si imbatte in situazioni umane, comportamentali e sociali non bellissimi. Non esiste una linea guida di comportamento ma è accordo comune non giudicare mai chi ti sta davanti, soprattutto se è un paziente. I rapporti sociali ed interpersonali sono i più disparati, per non parlare dell'orientamento politico o sessuale. Il medico non è un giudice, non si può permettere di sbilanciarsi a battute o pesanti ed arbitrari giudizi soprattutto in un ambiente come il pronto soccorso, inoltre per il quieto vivere di tutti è improduttivo ed antieconomico imbattersi in discussioni infruttuose e futili. Tuttavia, come sempre, esiste qualche eccezione...

Un domenica pomeriggio tardi, a ridosso del turno di notte capitò una situazione particolare. La domenica è un giorno diverso dagli altri, per tutti è un giorno di riposo, eccetto che per il medico d'urgenza, per il quale è un giorno come gli altri. La domenica il radiologo non c'è, devi chiamarlo, la radiologia funziona a rilento, un paziente alla volta. Spesso il pronto soccorso è affollato perchè non essendoci i medici di famiglia i pazienti, sentendosi abbandonati, si sentono male e corrono in pronto soccorso. Poi ci sono i parenti dei pazienti in casa di cura, che una domenica all'anno vanno a trovare il congiunto in casa di riposo, il quale magari vi staziona in condizioni vegetative da anni, e fanno chiamare il 118 perchè "il parente non sta bene, l'ultima volta che l'abbiamo visto non era così! Camminava, saltava su una gamba, riempiva il Bartezzaghi in 5 minuti....etc". Poi ci sono gli autisti della domenica. Infine spesso ci sono manifestazioni sportive, per lo più ciclistiche, che vorrebbero avere un certo prestigio ma assomigliano molto al Trofeo "Fantozzi" considerato anche il folto numero di infortunati.

Dicevo una domenica pomeriggio, pronto soccorso affollato, pazienti in ogni dove. Radiologia a rilento un pazinete per volta e, dati i numerosi traumi, vi era una coda lunghissima di arretrati: chi per una radiografia al dito, chi per una lastra al rachide cervicale etc... nulla di urgente. Arrivano con mezzi propri 2 infortunati, avevano fatto un piccolo incidente. Lui di mezza età, con sicuramente un colpo di frusta ed un trauma al ginocchio, lei molto più giovane e procace con una distorsione al collo.

La procedura da un punto strettamete medico è semplice: visita, radiografia al collo e al ginocchio, se non ci sono lesioni si applica un collare morbido e dimissioni.

Perciò inizio a visitare i due, insieme, vedendo che erano intimi. Ci volle poco a capire che erano amanti. Così richiedo le lastre e li metto in attesa di andare in radiologia.

Tuttavia l'uomo, forse spaventato, chiamò il figlio dicendogli che era al pronto soccorso, di aver fatto un piccolo incidente e che non si sentiva di guidare, se poteva venirlo a prendere.

Durante l'attesa infinita, si presentò il figlio insime alla madre/moglie.

Dopo un brevissimo consulto con le infermiere decidemmo di procedere. In mezzo a quella folla l'ultima cosa che volevamo era una lite familiare, davanti a tutti. Il piano era semplice: dividere gli amanti, dimetterli velocemente e separatamente, salvare una famiglia. Così spostammo la donna in sala barelle vicino all'uscita e l'uomo nel locale attiguo alla sala medica che chiamavamo acquario per via delle supellettili ed i pesili azzurrri con finestrelle ad oblò trasparenti. Accelleriammo la discesa dell'uomo verso la radiologia in modo da poterlo dimettere al più presto. Il piano era perfetto, ma alcune variabili sono imprevedibili.

Accadde che l'uomo, tornando dalla radiologia, rientrò in sala chirurgica con la moglie sinceramente preoccupata dell'incidente. Fortunatamente nessuna lesione, applicammo il collare di Schanz e in quel momento la moglie, forse meno preoccupata, disse: " ma dove stavi andando, cosa stavi facendo a quest'ora in macchina?" e l'uomo con una prontezza spiazzante: "ora ti spiego!" corse nell'auto incidentata ,posteggiata subito fuori dal pronto soccorso, senza che potessimo fermarlo e tornò in un batter d'occhio con un mazzo di rose rosse dicendo "andavo a prenderti queste, sai fra poco è il nostro anniversario!" Ovviamente le rose erano per l'amante, ma lui se la cavò uscendo da una situazione imbarazzante da campione, maestro della menzogna e con le effusioni affettuose della moglie rea di aver dubitato per un solo momento di lui.

Per concludere da vero professionista si avvicinò al figlio,indicò con gli occhi l'amante, gli porse le chiavi dell'auto e disse: "mi raccomando, riaccompagnala a casa!"

Non so se sia giusto o sbagliato il comportamento di quell'uomo ma certamente il nostro comportamento aveva salvato una famiglia. Mi chiedo per quanto....

Il priapismo della protesi

La dottoressa B, come tanti internisti, è stata proiettata in sala chirurgica per necessità, essendo un periodo di carenza di personale. La dottoressa B è un bravo internista, abbastanza coriacea ed irascibile, ma anche ansiosa, soprattutto con quello che non conosce.

La sala chirugica, allora, può diventare una fonte di insidie e di stress. Inoltre da poco avevamo studiato tutto l'ATLS (le basi del pronto soccorso sui traumi) e come spesso accade, chi troppo sa, più problemi incontra.

In effetti, mi è capitato talmente tante volte di vedere persone molto ignoranti avere una fortuna sfacciata e andare avanti senza problemi che ho maledetto il fatto di aver studiato così tanto con ansia e senso del dovere. Tuttavia riconosco che i problemi queste persone non sapevano neanche di averli, perciò le cose erano sempre andate bene per pura fortuna.

Il caso volle che quella sera arrivasse un signore sulla settantina per un trauma lombosacrale da caduta accidentale dalla scala, per circa 40 gradini. Allora B più concentrata che mai fece un esame testa-piedi, notò che vi era dolore alle vertebre sede di trauma, ispezionò le estremità senza trovare lesioni, fece un buon esame neurologico, non dirimente, e notò una strana tumefazione a livello perineale che, li per lì, non indagò. Decise di spedire subito l'arzillo signore in radiologia per fare una tac del cranio (non si sa mai) e i radiogrammi dei segmenti interessati dal trauma, cioè il bacino e la colonna.

B stava già pensando di mandare a casa l'allegro signore, tuttavia cogitava sul fatto che se avesse avuto un vero trauma cranico sarebbe stato necessario fermarlo in osservazione per la notte, poi c'era la colonna...

Non contenta, tornato il signore dalla radiologia, lo rivisitò, vide i risultati della tac e dei raggi, che erano negativi, e scoprì la tumefazione trascurata pocanzi.

Come capita spesso, i pazienti dopo il passaggio in radiologia miracolosamente guariscono: vogliono sapere l'esito delle lastre e andare subito a casa. Così l'arzillo signore chiese a B quale era la sua situazione e quale sarebbe stato il suo destino, e B rispose: "di rotto non c'è niente, ma sa ha battuto la testa e poi... è in erezione! Devo decidere, ma è probabile che si fermi qui per la notte!". L'anziano paziente alllora venne portato nella sala attigua dall'infermiera L, bravissima, esperta ma con il cuore indurito dai numerosi anni di lavoro passato nel dovere, tra notti in bianco poche gratificazioni, molte menate e tanto rammarico.

Pochi minuti dopo il Paziente chiamò l'infermiera L: "Mi scusi gentile signora, ma io non ho capito niente, e poi cosa mi ha detto la dottoressa, che cos'è quella roba

là?", L chiese pacatamente "che cosa? L'erezione?";
"si, quella cosa lì!" rispose il paziente. L allora prese un
respiro si avvicinò all'orecchio del signore e sempre in
serenità disse "Vuol dire che ha il pisello duro! La
dottoressa non riesce a capire perchè!".

Il priapismo, infatti, dopo un trauma è un segno precoce
di lesione spinale e la dottoressa B era vistosamente
preoccupata di questo, non sapendo tuttavia quale fosse
l'esame più adeguato per approfondire e se fosse il caso
di richiederlo.

"Per forza ho la protesi!" rispose il vecchietto alzando
il lenzuolo e mostrando la virilità posticcia non curante
della gente che gli stava intorno.

B ed L risero, il vecchietto andò a casa con qualche
contusione e l'ansia svanì nell'ennesimo caffè della
macchinetta.

A volte sono i particolari più insignificanti a fare la
differenza. Altre volte la nostra suggestione ci porta a
trovare particolari per giustificare e portarci nella
direzione del nostro pensiero. In questi casi l'arma più
utile sarebbe il rasoio di Occam: cioè eliminare il
superfluo ed andare alla soluzione più ragionevole.

In termini matematici è semplice, la soluzione di problemi segue algoritmi precisi, non altrettanto si può dire per la medicina. Ma universalmente, come diceva qualcuno, quando senti rumori di zoccoli non pensare alle zebre...

Intrigo internazionale

Il dottor R. È un bravo medico ha oltre 15 anni di esperienza. Ma si sa che con gli anni il lato peggiore delle cose e del carattere viene fuori. Nel tempo il dottor R. era diventato oltremodo puntiglioso, il sacro fuoco della medicina si era spento e con esso tutto l'entusiasmo. Così la buona pratica medica, come spesso accade nei pronto soccorso, venne sostituita dalla medicina difensiva. Praticamente un susseguirsi di esami diagnostici, spesso inutili, di ritardi per allontanare lo spauracchio di un giudice qualsiasi pronto ad accusarti, e di scarico di responsabilità sul collega del turno successivo. Questo è uno dei mali della medicina moderna, una delle cause di insofferenza dei pazienti in attesa, uno dei freni sulle dimisssioni, uno dei motivi di intasamento del dipartimento d'urgenza. A difesa dei colleghi posso dire però che manca una tutela appropriata, anzi azioni legali da parte dei pazienti talora vengono agevolate nella speranza di guadagnare un po' di soldi dalle assicurazioni che ricevono ingenti somme attraverso i premi pagati dai medici stessi.

Una domenica mattina, sullo smonto della notte il dott. R vide un ragazzo di nazionalità Olandese ma dai chiari tratti nordafricani accompagnato dalla Polizia locale. Era in stato di fermo per aver clonato alcune carte di credito e cercato di pagare il conto del più lussuoso albergo della zona. Era stato portato un guardina ma in seguito ad accesso di tosse espettorò una minima quantità di sangue. Così nel panico generale di tutto il dipartimento di polizia venne condotto ammanettato al pronto soccorso per accertamenti. Il dottor R. In maniera assolutamente accademica compila l'anamnesi, lo visita richiede esami ematici ed una normale lastra del torace. Ma chissà perchè, parte il tarlo mentale. R. È convinto che il paziente abbia la tubercolosi.

Per inciso, in effetti, la tbc da patologia quasi sconosciuta è divenuta molto in auge con l'accrescersi dell'immigrazione e quando si presenta con emottisi (emissione di sangue con la tosse, quadro classico) è molto infettiva (si trasmette con le goccioline di saliva emesse con la tosse) per cui bisogna adattare misure di minima sicurezza (far indossare una mascherina al paziente e indossarla quando ci si avvicina). Tuttavia nessuna rassicurazione è sufficiente a fermare la patofobia isterica che deriva dalla sola ipotesi/notizia che un paziente, un tizio, un ladro che ci è passato vicino fosse affetto da TBC.

Non contento il dottor R., era domenica mattina, chiamò il radiologo reperibile per eseguire una TC del torace. Intortando letteralmente il radiologo lo convinse della sua ipotesi di tubercolosi basandosi sul fatto che il paziente era febbrile ed aveva un focolaio alla lastra. Chiese la TC alla ricerca di lesioni patognomoniche ed il radiologo rispose che il focolaio poteva essere tbc.

E qui entro in gioco io.

Domenica mattina, tutti i letti di astanteria pieni, paziente ammanettato isolato temporamenemente nel bagno assistito. Cominciamo bene, penso ironicamente, grazie R. come sempre!

Primo: visitiamo il paziente e isoliamolo. Ragazzino in buona salute, furbo, non parla non capisco se perchè non vuole o perchè non mi capisce. Non ha più febbre, tosse apparentemente no, non sangue in bocca. Non ha alcun rumore polmonare e non mi sembra un malato di TBC, che solitamete sono prostrati, emaciati, con tosse cronica e sofferenti.

Secondo: devo trovare un posto adeguato per ricoverare il paziente, cioè il reparto di malattie infettive che nel mio Ospedale non c'è. Ho due opzioni, uno a 30 km e il secondo a 60 km. Devo telefonare, sperare di trovare l'infettivologo (è domenica), convincerlo a ricoverare il paziente anche se la diagnosi è molto sospetta (la diagnosi fa riscontrando il baccillo di Koch sull'espettorato al microscopio o in coltura cosa per cui sono secessari alcuni giorni e non si può fare la domenica) e accertami che ci sia un presidio di polizia che possa piantonare il paziente h24 in quanto detenuto in stato di fermo. Queste operazioni, apparentemente banali sono veramente difficili, sia per il numero di telefonate, sia per le variabili che debbano coincidere. Ci vuole una buona dose di pazienza e sicuramente un fattore K non indifferente. A volte penso che fu più facile risolvere la crisi di Cuba dell'aprile del '61 che faccende come queste.

Inoltre tutto deve essere fatto mentre si visitano, assistono, smistano gli altri pazienti.

Infine, cosa non da poco, appena la patofobia isterica si diffonde, senza che neanche tu abbia stabilito e confermato l'ipotesi di TBC, arrivano telefonate da ogni dove di persone (carabinieri, cameriere, sindaco etc...) che necessitano immediatamente di essere rassicurate sulla remota possibilità di contagio magari solo perchè hanno guardato il paziente negli occhi o perchè sono entrati in contatto con qualcuno che ha solo guardato il paziente in faccia.

Poi c'è anche la questione di salute pubblica, il caso sospetto va denunciato alla Asl, isolato e tutte le persone che sono entrate in contato attivo vanno elencate e sottoposte a screening del caso (tubercolina in questo).

Quindi telefonai al primo ospedale che mi rispose picche per la carenza di posti letto. Il secondo invece mi rispose che avrebbe accolto il paziente, di inviarlo quanto prima, ma non erano sicuri che potesse essere piantonato poichè in quella zona ci sono pochi poliziotti e questo servizio non era possibile.

Così mi relazionai con il commissario che aveva arrestato il paziente gli esposi il problema, gli chiesi di essere solerte perchè avevo bisogno di una risposta e dovevo ricoverare il paziente perchè non potevo tenerlo oltremodo amanettato al bagno assistito. Il commissario gentilmente mi rispose che doveva telefonare al magistrato, avrebbe risolto lui la situazione in men che non si dica.

Passarono due ore durante le quali rivisitai il paziente. L'olandese nordafricano iniziò a parlare in un buon inglese, disse che un amico lo aveva incastrato, che aveva febbre e catarro da alcuni giorni, sempre stato bene prima, non perdita di peso e riferì che aveva sputato sangue perchè durante l'arresto ci fu una colluttazione e ricevete un pugno sul naso da un agente. Mi convinsi che non aveva la tubercolosi, ma ormai me lo dovevo togliere di torno e speravo di spedirlo alle malattie infettive (aveva pur sempre una polmonite!)

Alla fine la soluzione fu molto all'italiana: revocato il fermo. Così il paziente capendo di essere liebero rifiutò il ricovero e disse che voleva andare a casa, in Olanda.

Già mi immaginavo titoli sul giornale con il mio nome con scritto "contagio in aeroporto, medico dimette malato, epidemia!!!" cose non piacevoli.

Strinsi i denti, spiegai che il ricovero era necessario per la salute in quanto malattia contagiosa, che fosse necessario indossare una mascherina, che non poteva andare in Olanda con mezzi pubblici etc.

Allora ci fu il colpo di scena: il ragazzo era di buona famiglia, parente di un membro del corpo consolare.

Telefonò a casa ed io in inglese spiegai la situazione delicata. Mi risposero serenamente che se non poteva tornare in aereo avrebbero mandato un auto privata a prenderlo.

Stentavo a crederci ma dopo mezz'ora si palesò un BMW serie 5 nuovo di zecca con autista che raccattò l'olandese e se lo portò via.

Non saprò mai se scatenai un contagio internazionale, ma me ne ricorderò sempre.

La cimice

In quasi tutti i lavori con l'esperienza ed il tempo si crea una certa routine. Anche in pronto soccorso alcune urgenze vegono gestite quasi automaticamente. Quando hai di fronte un dolore toracico acuto il tuo compito è fare una diagnostica ed un rule out in modo da destinare meglio un paziente al ricovero o al domicilio facendo particolare attenzione a non farti sfuggire le forme fruste di ischemia. Così si impara a fare enzimi, ecg e quant'altro, cosa che spesso viene estesa a tutti gli altri pazienti (non si sa mai!), anche se nella maggior parte dei casi non ne hanno bisogno. Poi ci sono gli imprevisiti, cioè quei casi più difficili in cui bisogna ragionare. Tra le urgenze un po' fuori dalla routine ci sono le intossicazioni.

Le intossicazioni sono imprevedibili.

Quelle compiute a scopo suicidiario sono più semplici da gestire perchè manca la parte diagnostica ed investigativa. Questi malati arrivano al pronto soccorso in ambulanza, per lo più in codice giallo o rosso già con l'inventario preciso delle medicine assunte desunto dalle scatole vuote trovate sulla scena del soccorso. La pratica è semplice ma lunga ed impegnativa: parameri vitali, assesment generale, telefonata di rito al centro antivelenei di Pavia (anche a scopo medico legale), gastrolusi, carbone vegetale, fornito in antipatici flaconi da 50 grammi, da sciogliere in acqua, che una volta aperti letteralmente esplodevano macchiando i nostri camici immacolati e talvolta il soffitto, da somministrare tramite sondino, catarsi salina con solfato di magnesio, eventuale antidoto specifico o bicarbonato e monitoraggio, infine dopo 24-48 ore ricovero in psichiatria.

Diverso il discorso per le intossicazioni da agente sconosciuto. Ricordo con dolore una coppia di anziani che arrivò con una terribile diarrea, disidratazione, insufficienza renale ed alterazioni ematologiche. Sia la moglie che il marito avevano gli stessi sintomi, sospettammo o una gastroenterite o un'intossicazione alimentare e chiedemmo al marito cosa avevano mangiato. Il marito disse che avevano colto e mangiato dei lampascioni, una specie di cipolotto. Ragionammo un po' e con l'aiuto del Centro antiveleni di Pavia capimmo che avevano confuso i bulbi di lampascione con quelli del mortale colchico, un tubero che contiene dosi letali di colchicina. Non esiste antidoto. L'epilogo fu triste: il marito a causa di sodio, potassio e calcio sballati ebbe 2 ore dopo il ricovero un'aritmia ventricolare e morì. La moglie fu portata in dialisi d'urgenza e morì in rianimazione dopo tre giorni. Non dimenticherò mai il volto dei figli, privati dei genitori a causa di un piatto di lampascioni.

Durante l'autunno la fanno da padrone le intossicazioni da funghi. Tutti sono fungaioli esperti ma non si capisce perchè stanno tutti male. Fortunatamente si tratta per lo più di sindromi gastroenteriche a breve latenza che si risolvono da sole, ma comunque bisogna stare atenti con questi pazienti e se non si ha il fungo a disposizione bisogna escludere che si tratti della mortale Amanita Falloides e dosare l'amanitina sulle urine ed iniziare la terapia protettiva per il fegato con acetilcisteina ad alti dosaggi.

I miei contatti notevoli con i fungaioli furono 2, sempre di notte.

Il primo fu un signore di circa 50 anni ben messo, riferì di aver mangiato dei chiodini da lui colti e dopo 2 ore di aver accusato nausea, sudorazione profusa ed irritabilità. La moglie riferì che aveva avuto anche una allucinazione. Il caso fu di facile soluzione, notai che era bradicardico oltre che diaforetico. L'unico fungo simile al chiodino che produce una sindrome muscarinica ed è un po' allucinogeno è lo Psylocibe: idratazione, un goccio di atropina e a casa.

Il secondo episodi mi capitò di notte. Ribattezzata la notte dei fungaioli.

Quando la fortuna ti assiste hai tutto. Quella notte, quasi nello stesso momento si presentarono due intere famiglie, indipendentemente, dieci persone in tutto intossicate da funghi con una sindrome gastroenterica.

Fu veramente dura, dieci lavande gastriche, dieci esami del sangue, dieci sondini nasogastrici e industriasi per trovare lo spazio per far passare la notte a queste persone. Creai dellle coorti familiari ed occupai la sala barelle ed una stanza del'astanteria. La prima famiglia riuscii a dimetterla il mattino dopo subito in quanto gli esami erano a posto e non avevano più sintomi. Della seconda famiglia mi preoccupavano alcuni esami, era fondamentale sapere cosa avevano mangiato. Fortunatamete avevano conservato il fungo così cercai il micologo (impresa assai ardua) e glielo mostrai. Si trattava di un fungo simile al finferlo che si riconosce per il caratteristico odore di **cimice**, è innocuo.

Alla dimisisone li salutai con un fungaioli esperti, addio!

La Paziente Inglese

Nel corso degli anni i pazienti che ti passano davanti sono molti, molte facce nuove. Alcuni te li dimentichi, alcuni li rivedi più volte altri non li puoi dimenticare. Questo perchè ogni faccia, ogni viso non appartiene solo ad una malattia ma anche ad una storia, una vita. Per esempio mi ricorderò sempre il primo paziente cui feci l'anamnesi o il primo paziente che vidi morire. Sono tappe obbligate dell'esistenza di un medico anche per sfatare quel falso mito di invincibilità che brucia dentro insieme al fuoco della medicina.

In pronto soccorso è diverso. Spesso ti ricordi di tutti, anche di quel pazinete che anni prima avevi visitato e cui avevi diagnosticato una malattia che tutti avevano ignorato.

Margharet veniva di rado in pronto soccorso, era una pazinete sui 45 anni affetta da leucemia. Schifava gli ospedali, aveva una gran voglia di vivere. Sempre educata, molto british, con quello strano accento anglo italiano. Essendo uno dei pochi che parlava inglese, spesso la seguivo quando veniva.

Veniva di rado appunto, al più quando era prorpio a terra, per fare una trasfusione poi dopo alcune ore o dopo un giorno al massimo firmava la dimissione e non c'era verso di farla restare nonostante la sua leucopenia, le sue piastrine basse la pressione da formica. Infatti, dopo la solita pantomima "vai-o-resti" se ne andava sempre salutando con un inglesissimo "good bye!" che risuonava nell'aria. Spesso mi spiegava che aveva troppo da fare e non poteva stare lì in ospedale e poi c'era tanta gente malata che aveva bisogno di un posto letto...

Per un po' di tempo non la vidi. Una notte con il 118 arrivò un rosso 3 (respiratorio), giovane signora in stato di shock ed insufficienza respiratoria. Era Margharet.

La guardai, era cosciente, ricambiò il mio sguardo.

Questo mi bastò per capire tutto. Era stata lei a chiamare aiuto questa volta.

Il quadro generale non era buono, una brutta insufficienza respiratoria, neutropenia, febbre, infiltrati polmonari. Un ARDS. Dopo un primo carico di liquidi, senza grande risposta, antibiotici, dopamina, ossigeno, cortisonici, broncodilatatori non vidi miglioramento. Non c'è SOFA score che tenga, quando il paziente è critico lo si capisce subito come andrà a finire ed in questo caso non stava andando bene.

Andai da Margharet, ipocritamente la rassicurai e le feci coraggio mentre iniziai l'infusione di morfina. Rantolava un po' ma con un filo di voce, a denti stretti mi disse una sola parola: "Good Bye!" e si addormentò.

Dichiarai il decesso un ora dopo.

È impossibile, per quanto bravo uno sia, non farsi coivolgere emotivamente. I pazienti vengo visti in maniera quasi automatica, nel senso brutto del termine. Tuttavia qualche volta scatta il meccanismo della pietas ed è allora che esce la vera essenza del medico. Molte vite sono salvate, molte altre perse. Molti ti criticheranno, pochissimi ti diranno grazie, ma a volte basta una semplice parola per farti andare avanti.

L'acciuga del Polo Sud

Una sera d'inverno come tante arrivo in Ospedale svogliatamente per montare di turno nell'ennesima notte. Appena arrivo alla sala del medico internista mi si palesa questa scena: una povera donna anziana, quasi esanime, amimica, visibilmente disidratata, che respira appena, sdraiata su lettino di visita, e la collega, la dottoressa M, che discute accademicamente con il neurologo. Mi raccontano che la signora è stata appena portata dal 118 con diagnosi di ictus, e questo spiega la presenza del neurologo.

Velocemente dò uno sguardo capo-piedi alla paziente: è messa male ma non mi sembra abbia una franca emiparesi. Chiedo ulteriori spiegazioni.

Il neurologo, dopo varie imprecazioni, perchè avrebbe finito il turno alle 20 e poi sarebbe montato il suo collega reperibile e purtroppo era stato chiamato dalla dottoressa M alle 19.45, mi dice che la Signora in questione è stata trovata a casa, ove viveva sola, vicino ad una stufetta incapace di parlare nè tanto di muoversi. Inoltre, incalza il neurologo, ha questa strana bradicardia.

Conosco la dottoressa M, è molto brava e scrupolosa, ha tanta pazienza e doti empatiche fuori dal comune ma ha dei limiti dettati dalla sua specilità di base. Così per prima cosa le chiedo di mostrami il tracciato elettrocardiografico della paziente.

Caso vuole che l'attenzione viene catturata da un piccolo particolare sul foglio rosa quadrettato.

La mia memoria eiedetica questa volta mi aiutò molto perchè notai subito l'onda J di Osborne, una piccola gobba sul tracciato, quasi impercettibile ai più, che avevo studiato in qualche sacro testo della medicina d'urgenza e significava una cosa sola: ipotermia grave, cioè congelamento.

Quello che feci dopo fu automatico. Presi al volo un termometro timpanico glielo misi all'orecchio e guardaì il display: "24.2°C" lessi mentalemnte. Un valore straordinariamente basso, un triste record, quasi incompatibile con la vita.

"Acciuga del Polo Sud!" fu il mio commento sarcastico, nonchè la sintesi diagnostica, "iniziamo con riscaldamento attivo e passivo!" aggiunsi.

Il giorno dopo la cara Signora dall'alto dei sui 33.5 gradi corporei era in buona forma, parlava eccome, e avrebbe volentieri mandato a quel paese quella maledetta stufetta che nel rigore dell'inverno mandava solo aria fredda.

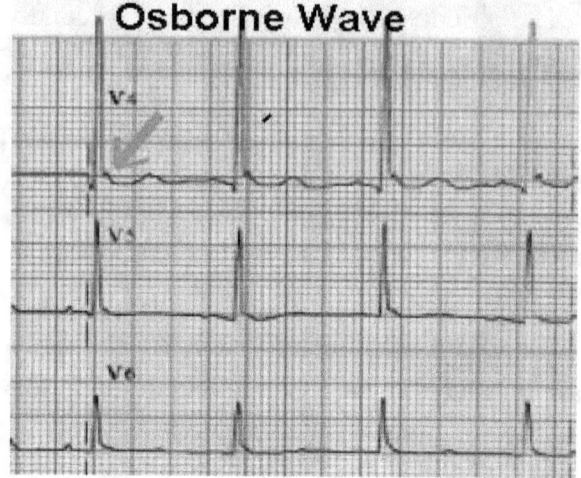

I casi di ipotermia severa non sono rari soprattutto in posti dove gli inverni sono rigidi. È una patologia subdola perchè spesso chi ne è colpito non se ne accorge e perde i sensi gradualmente. Le classi più esposte sono ovviamente sempre quelle più deboli e dimenticate come gli homeless, tuttavia non è raro riscontrare casi di ipotermia anche in persone che vivono in abitazioni normali ma mal riscaldate.

La digitale

Quando John Nash formulò la sua interpretazione della teoria dei giochi sicuramente non pensava al dipatimento di emergenza. Tuttavia i labirinti intricati della sua mente si sarebbero abbinati bene alle caotiche vicende del pronto soccorso dove, a volte, per la buona riuscita di un risultato non ci vuole solo bravura e saggezza ma anche una fortunata concatenazione di eventi. Così termini come strategia, cooperazione, giocatori non sono del tutto estranei, ed il famoso equilibrio di Nash rappresenta spesso un miraggio di salvezza.

Purtroppo sappiamo che se c'è una remota possibilità che le cose non vadano per il verso giusto, questo si verificherà sicuramente. Solo gli sforzi estenuanti del gruppo produrranno l'agoniato risultato.

Una notte di guardia con il dott. T, mio giovane rampollo che avevo trascinato nell'esperienza dell'urgenza, ci dedicammo al caso di una anziana signora portata dal 118 da una vicina casa di cura perchè respirava male.

Dopo le maledizioni di rito al collega del 118 che nel cuore della notte ci portava lavoro ci accorgemmo subito che la situazione era seria.

Vi era in effetti una dispnea perciò eseguimmo subito l'emogas che era tutta una serie di asterischi. Infatti si evidenziava una acidosi metabolica, segnale di scarsa funzione renale, un'iperpotassiemia (pericolosa per la vita in quanto fonte di aritmie) ed una anemia che certo non giovava all'anziano cuore malato della signora. Inoltre eseguito l'elettrocardiogramma ci accorgemmo subito che vi era un blocco atrioventricolare totale (cosa che il collega del 118 non aveva neanche pensato non avendo eseguito l'ecg!). Pronti via ossigeno, bicarbonati endovena, atropina con momentanea risoluzione del blocco, richieste sacche di sangue. Fatto ciò ci interrogammo sulle cause. Non aveva un ischemia per l'assenza di dolore ed alterazioni elettriche. Valutata la terapia ci accorgemmo che la signora assumeva digossina un farmaco ch ha azione bradicardizzante (rallenta il cuore) ma che può essere molto tossico, provocando, a dosaggi tossici, aritmie e talora la morte. Così dosammo la digossina nel sangue: il valore era 6 volte la norma!

L'intossicazione da digitale, a scopo anticonservativo o per accumulo in seguito a disidratazione, è abbastanza rara. Di solito si riscontrano valori modestamente elevati che vengono trattati idratando il paziente, correggendo le disionie e talora somministrando atropina. Tuttavia se la situazione è grave disponiamo di un altra arma, l'antidoto. Si tratta di derivati di anticorpi umani contro la digossina quindi specifici e perciò praticamente introvabili. Insomma conoscendo il bersaglio basta cercare i proiettili giusti, e questi vanno a segno con precisione estrema.

Questo particolare caso presentava tutte le indicazioni a fare gli anticorpi anti-digitale.

Il problema era trovarli.

Perciò partirono tutta una serie di telefonate stile call center.

Dapprima provammo con il centro antiveleni di Pavia: ci risposero che li avevano ma la stanza dove li custodivano sarebbe stata aperta non prima delle undici del giorno dopo (con calma oserei dire...), poi Milano: picche. Torino: picche perchè ne avevano solo 2 fiale (che non servono a nulla). Infine Genova che le aveva e ce le ha date a patto che le mandassimo a prendere.

Quindi organizzammo un corriere cioè un'auto della croce rossa con un milite istruito a ritirare il farmaco.

Infine ricoverammo la paziente in cardiologia dove avviammo il farmaco.

Il giorno dopo ci sincerammo della salute della paziente che era viva e vegeta con un rassicurante ritmo sinusale (cioè normale) al monitor ecg.

Ce l'avevamo fatta, mobilitando tre regioni, ma non ci gongolammo tanto anche perchè a breve arrivò il conto dalla ASL genovese ed era parecchio salato!

Slobodan, ovvero Poppeye col ciuccio

Le notti in pronto soccorso non sono mai tranquille. Non importa se l'afflusso di persone è tanto o poco ma è la complessità e l'intesità dei casi che fa la differenza. Infatti a volte bastano uno o due codici giallli o rossi impegnativi che la notte non passa più. Impegnativo è anche l'accesso di pazienti psichiatrici che giungono per un TSO (trattamento sanitario obbligatorio), che bisogna rapidamente inquadrare, contenere (fisicamente e farmacologicamente) chiamare le forze dell'ordine (carabinieri) e aspettare lo psichiatra (che si presentava sempre dopo 2 ore circa). Solitamente intorno alle 2.30-3.00 del mattino si trovava il primo momento di calma e si approfittava per allungare le gambe, mangiare qualcosa e riposare un poco sino alle 6 quando arrivava la seconda ondata di persone.

Perciò una notte, durante il nostro momento sacro, ore 2.30, arriva il 118 con un giallo 5 (psichiatrico). Ci rassegnamo, prendiamo il solito caffè-gastrite alla macchinetta e ci prepariamo al meglio con cinghie e quant'altro per questa emergenza. All'arrivo un ragazzo, rumeno, ubriaco. La notte fino a quel punto era filata via tranquilla. Dopo un rapido consulto medico infermieristico decidemmo di risolverla subito mettendolo in barella, prelievo, flebo, nanna e al mattino a casa. Ovviamente non era così semplice.

Il ragazzo era ubriaco e faceva resistenza. Uno strano effetto farmacologico (lo capiremo a breve) lo rendeva disforico, ipervigile ma allo stesso tempo rallentato e senza equilibrio. Cioè un potenziale pericolo per sè e per gli altri se vagava in strada. Non voleva terapie ma parlava. Così mi dice che viene dalla romania, che gli manca la famiglia, che non si è integrato... che lo ha lasciato la ragazza e così ha bevuto 5 vodka con la "bibita che mette le ali" ricca di caffeina e taurina. Slobodan è un ragazzino, 22 anni, vuole fare il bullo. È tarchiato, tondetto e mostra i muscoli piegando le braccia come un vanesio "Braccio di Ferro". Due bicipiti grassocci.

Per ore lo rimettevamo sulla barella e lui si alzava, ed ogni volta si faceva più minaccioso tanto che chiamammo i carabinieri e la psichiatra per farlo stare tranquillo e ricoverarlo in osservazione in psichiatria.

La speranza di riposare un'oretta ormai era finita sul fondo del caffè della macchinetta, era destino che la passassi con questo ragazzino. La cosa più ridicola successe quando decidemmo che era venuto il momento di sedarlo tramite un'iniezione intramuscolo di promazina. Appena l'infermiera MR si avvicinò con la siringa, Slobodan, che poco prima le aveva parlato con arroganza e sprezzo e le aveva mostrato i muscoli si mise a piangere un pianto da bambino in fasce. Poco dopo ritornò a fare braccio di ferro e a minacciare così nuovamente MR gli si avvicinò con la siringa e per la seconda volta il pianto inconsolabile. Tuttavia non sortì nessun effetto perchè tutta quella caffeina contrastava qualsiai ansiolitico ipnotico e qualsiasi neurolettico.

Alla terza volta l'infermiera MR lo guardò con i suoi occhi azzurri misti di sonno, rabbia e commiserazione e come memento mise 2 siringhe incrociate, sulle quali aveva montato una ago 18 (il più grosso che avevamo) come fosse antiche alabarde medioevali. A quella vista Slobodan si calmò. Lo legammo con le contezioni morbide in posizione laterale di sicurezza, infondemmo lorazepam e finalmente dormì.

Erano le 6.45.

Anche un semplice episodio di etilismo acuto può prenderti del tempo, persino tutta la notte. L'ideale sarebbe non sottovalutare questi pazienti che purtroppo giungono all'attenzione ormai con un'etichetta addosso difficile da levare. Non so come fece a bere tutte quelle lattine perchè il gusto è davvero nauseante.

L'aggressione

Il lavoro in pronto soccorso è un lavoro difficile ma anche pericoloso, questo viene sempre omesso dai mass media e dal datore di lavoro. È un lavoro che si svolge spesso nella più totale solitudine: fisica e soprattutto morale. È vero di notte ci si appoggia ad un team di infermieri e oss, ma le decisioni, la burocrazia, le beghe spesso ricadono sul medico. Perciò, anche se l'esperienza ed il tempo ti forniscono sicurezza e riempiono in parte quel buco di solitudine, non bisogna abbassare mai la guardia e stare sempre all'erta perchè l'errore è alla portata di tutti. E ogni errore, mancanza o disattenzione ha le sue conseguenze, che in lavori come questo si pagano care.

La dottoressa S. è una tosta, decisa, sicura. Orgogliosa, anche quando sbaglia, difende le sue scelte. Sul lavoro è un martello, quasi sempre ottiene quello che vuole, a scapito di qualche piccola litigata. A suo vantaggio una buona preparazione in anestesia e rianimazione che le forniscono ulteriore sicurezza nelle situazioni critiche.

Una famigerata notte, la notte dell'Epifania, tra il 5 e il 6 gennaio di qualche anno fa, tutte quelle sicurezze lasciarono spazio all'inesorabile buco della solitudine.

Una notte piuttosto tranquilla, alle ore 3 allerta del 118: " Giallo 5 (psichiatrico), tentativo anticonservativo con lesioni da taglio multiple, paziente incosciente".

La dottoressa S. è in sala chirurgica, pensa, quale miglior occasione per insegnare le suture alla dottoressa M. della sala medica. All'arrivo il paziente è soporoso, forse intossicato da alcol e droghe, scarsamente risvegliabile, ipoteso, ipoossigenato. Quindi dopo aver infuso liquidi e posto ossigeno M. ed S. si pongono ai lati del paziente per suturare i numerosi tagli alle braccia. Il paziente risponde poco alle sollecitazioni delle suture perciò M. ed S. persistono nel certosino lavoro di sutura senza presagire quello che stava per accadere.

D'improvviso l'uomo si risveglia, come posseduto da una ferocia assassina e da una forza disumana comincia a colpire chiunque gli capiti a tiro. M., piccoletta e poco atletica, come posseduta da una molla guadagna l'uscita in una frazione di secondo. Il povero infermiere, che era di spalle in quel momento, riceve una pugnalata con le forbici piantate sulla spalla proprio sul muscolo cucullare. Ma ad avere la peggio è S. che si trova sola, con l'uomo davanti e le spalle al muro. In pochi secondi riceve numerosi fendenti: uno al collo poco lontano dalla carotide, uno al cranio, uno sulla mammella, un pugno finchè esausta ma conscia di doversi salvare sferra un calcio al bruto e lo fa cadere a terra dove rimase. Quello che successe dopo è un insieme confuso di anestesisti che sedano l'uomo che viene portato in psichiatria e chirurghi che chiamati nel cuore della notte solidali con i colleghi andarono a rammendarli. S. fu ricoverata qualche giorno per guarire le ferite. Non una parola dalla direzione dell'Ospedale, se non molti giorni dopo a mezzo stampa il che mi spinse a scrivere una lettera al giornale locale ed essere richiamato per comportamento antiaziendale.

Le ferite guarirono ma il trauma psichico rimase e forse c'è tutt'ora. Per qualche tempo S. stette a casa, nessun risarcimento, reintegrata al lavoro senza nessun trattamento di favore. Perciò quando facevamo qualche turno insieme mi sentivo segretamente in dovere di visitare, o assisterla, se c'era qualche paziente dalla parvenza o dalle caratteritiche pericolose.

Ancora oggi invidio la sicurezza e il piglio della dottoressa S., ma soprattutto invidio il suo coraggio.

L'arbitro

A volte sono i piccoli particolari a cambiare le vicende storiche, minuscoli eventi, che astratti dal tempo risulterebbero insulsi. Se una piccola goccia di acido non fosse caduta sulla mano del dottor Hoffman oggi non conosceremo tutte le proprietà dell'acido lisergico (e non esisterebbero i fricchettoni hippy...). Oppure, se una muffa (la muffa Mary) non avesse rovinato l'esperimento del dottor Flemming non avremo la penicillina e la cura per numerose malattie infettive (nonchè un certo numero di superresistenze per aver usato l'invenzione di Flemming in modo sconsiderato). Tutto questo viene definito con una semplice parola che gli anglosassoni sintetizzano con serendipity. Qualche volta le diagnosi più difficili scaturiscono per puro caso, magari per la maniacale attenzione ai particolari, per la paura reconditi in ognuno di noi di aver trascurato qualcosa o magari per semplice fortuna. In pronto soccorso ci vuole occhio, ma a volte ci vuole qualcosa di più: una supervista, un sesto senso, un superpotere per vedere dove altri non vedono.

Una sera stavo per iniziare la notte, prendendo le consegne dalla dottoressa M. Già arrabbiato per la situazione tragica lasciatami, cioè circa 5 malati critici da ricoverare, di cui 10 in barella e zero posti letto in ospedale. Prendo coraggio e vado a visionare dove si trovano i malati. Questa dell'affollamento è una situazione tristemente e banalmente conosciuta dagli addetti ai lavori e le soluzioni non sono molte. Si cerca di dimettere i malati che possono andare a casa, o di trattarli e dimetterli al meglio, magari per evitare di fare passare una notte sulla barella al vecchietto di turno e far impazzire tutta l'equipe tra campanelli, urla e bisogni vari. Perciò, come dico io, la notte partiva in salita. Ma se hai cuore e fegato in tre ore riesci a mettere a posto tutto. Così ero molto concentrato sui miei ragionamenti e programmi mentali vedendo i pazienti sparsi per il pronto soccorso. In questo peregrinare vedo un paziente seduto nella saletta adiacente alla sala visita, apparentemente in benessere (rispetto agli altri), e, siccome non rientrava tra i pazienti nominati, chiedo notizie. Dal triage mi dicono che è un codice bianco (il più basso, cioè pazienti che possono essere differiti, trattati ambulatorialmente o rimandati al curante), che presentava coriza (raffreddore), febbre, cefalea, dolori a riferita difficoltà a muoversi (una brutta influenza, pensai di scatto) e lo avevano fatto entrare perchè era un arbitro di calcio ed era stato accompagnato da un dirigente della Fifa altolocato in regione (confesso che ho pensato:un raccomadato!). Comunque mentre cerco di dipanare la matassa lo tengo d'occhio sinchè non verrà il suo turno. Ad un certo punto, mentre stavo discutendo con il neurologo B. di un altro paziente, mi trovavo di fronte alla sala dell'arbitro. Quasi a livello subconscio noto un particolare che cambiò il corso della serata mia e del signor Arbitro. Noto che bevendo da una bottiglietta d'acqua l'arbitro non riesce a deglutire, anzi l'acqua gli esce dal naso. Non una goffa e casuale azione per cui l'aqua "è andata di traverso" ma ravviso che c'è qualcosa di patologico ed instantanemente mi volto a guardare il viso del neurologo B. che a sua volta mi osservava pensoso vedendo quella stessa scena. Avevamo pensato la stessa cosa. Nell'istante infinito in cui le sinapsi rilasciano milioni di mediatori nella nostra mente si era palesata come epifania una rara e terribile patologia neurologica: la sindrome di Guillain-Barrè. Si tratta di una paralisi progressiva ad andamento disto-prossimale, (prima le gambe e poi su) spesso innescata da un infezione, con consegnuenze potenzialmente letali (per la paralisi dei muscoli respiratori) o sequele gravissime. La caratteristica più nota e la mancanza dei riflessi e tra i vari sintomi uno dei più comuni è la disfagia cioè l'incapacità di deglutire. Quindi ricostruendo la storia del nostro arbitro: aveva un infezione virale (l'influenza), non era capace di deglutire, ed è bastato percuotere con un martelletto il tendine rotuleo per dimostrare l'assenza dei riflessi. Dopo ci fu una rapida attivazione delle procedure da parte mia e di B., infatti per la conferma ci vuole un prelievo di liquido cefalorachidiano dal midollo spinale. Inviato il liquor, sollecitato il laboratorista a venire alle 24 (cosa altamente non comune) per refertarlo, intorno all'una di notte riuscimmo ad avere la diagnosi certa ed iniziare il trattamento in pronto soccorso con Immunoglobuline endovena. Ovviamente il paziente rimase sotto la mia osservazione attaccato ad un monitor per tutta la notte, e avvisai anche l'anestestista di turno (che come al solito storse il naso) di tenere un posto letto nel caso fossero comparse problematiche respiratorie.

Il giorno seguente fu ricoverato in neurologia e dopo immunoglobuline e plasmaferesi guarì in due settimane.

Non è una diagnosi impossibile, ma è difficile accorgersi di piccoli particolari, questa volta all'arbitro è andata bene, ma sia io che il neurologo B. aspettiamo ancora un semplice *grazie*.

Forse se non avessimo notato quel piccolo particolare il malato sarebbe andato a casa con una diagnosi di sindrome influenzale e sarebbe andato incontro a seri problemi se non alla morte. Quando penso a questo episodio mi viene in mente il gatto di Schrödinger che è vivo o morto allo stesso tempo (i fisici mi perdonino...)

Vercingetorige

Anni fa, una notte come tante, tra barelle piene e posti letto insufficienti riceviamo una chiamata dal portiere. L'odioso suono del telefono del triage rimbomba e all'altro capo il guardiano, che sta alla porta dove entrano le auto, laconico e telegrafico ci avvisa con queste parole: "Sta arrivando Vercingetorige!"

Ci guardiamo stupefatti, ovviamente critici della scarse doti di guardianaggio (se fa passare certa gente che guardiano è) e iniziamo ad sproloquiare con i soliti epiteti quando veniamo interrotti dal monotono campanello del triage.

Sono curioso a questo punto e mi sposto dalla sala visita verso l'ingresso quando mi si palesa un uomo sulla quarantina. Grosso, ben messo, alto quasi due metri. Ha i capelli alle spalle annodati in 2 rudimentali treccine. È a torso nudo e sotto il braccio brandisce uno di quei sacchi di sabbia plastificati che l'ANAS usa per reggere la segnaletica provvisoria ed evitare che il vento la sposti. Lo cinge all'ascella come uno scudo da oplita. La situazione è difficile. È ovvio che un tipo così può essere pericoloso, se fosse violento come lo tieni? Bisogna quindi fare in modo di trattarlo velocemente e toglierselo di torno anche perchè la gestione potrebbe far perdere un sacco di tempo ed alterare il delicato ecosistema del pronto soccorso.

Primo passo: identificazione. Ormai con l'informatizzazione dei sistemi e delle visite, senza nome e cognome non si va da nessuna parte. Fanno eccezione anonimo-anonimo e prova-provetta (usato per pazienti incoscienti o finchè non si è raggiunta la corretta identità). Ma Vercingetorige è cosciente ed inoltre ha i documenti in tasca ed è abbastanza facile ottenere il nome e cognome.

Lamenta pirosi, nausea e vomito. Ovviamente ha un alito da birra fermentata trangugiata in grande quantità mista a non so quale grog. È disforico, un po' agitato. Ha una mano che è una pala. Barcolla.

Ad occhio e croce avrà 3 di alcolemia penso (il limite per guidare è 0.5). Che fare?

La soluzione più semplice, cogitai allora, è una fleboclisi veloce (se se la fa fare) e poi lo facciamo dormire nella camera calda sinchè non smaltisce un po'.

Una volta che un paziente arriva in pronto soccorso alla tua attenzione, ubriaco, fatto o tossico che sia non lo puoi mandare a casa se non è in sicurezza, se c'è il rischio che si faccia male o faccia male agli altri. Amenochè non firmi la dimissione volontaria in coscienza contro il parere medico...(e tutte le formule burocratesi che si usano in questi casi).

Fortunatamente Vercingetorige acconsente e gli sparo una bella glucosata con ranitidina, levosulpiride e quant'altro. Ma come spesso accade, finita la flebo, diventa intollerante, smania con le mani nell'aria e vuole andarsene. Nel frattempo ci hanno allertato dell'arrivo di due codici gialli respiratori (giallo 3) con il 118. Perciò la soluzione doveva essere presa, il caso Vercingetorige andava chiuso in qualche modo e velocemente. Vado con gentilezza e lui mi mostra l'ago cannula che si è strappato dal braccio penzolare insieme al deflussore della flebo. "Andiamo bene!" penso tra me e le dico molto professionalmente che se vuole andare a casa deve firmare la dimissione volontaria a suo rischio. Si alza, io ho timore, e barcollando prende la penna e firma la cartella. Lo acompagno alla porta e gli raccomando di andare a casa a letto senza far danni. Non senza qualche difficoltà lo vedo sparire al di là del visibile dalle finestre della sala d'attesa.

Ritorno in sala visita per riodinare la cartellina e meterla a posto e l'occhio mi cade sulla firma:

"Adolf Hiltler!"

La gestione di questi pazienti non è mai facile e mette in allarme tutto il personale. Inoltre non è priva di rischi come vedremo più avanti. Qualche volta conviene fare buon viso a cattivo gioco. Tuttavia a cosa servisse il sacco di sabbia non l'ho mai capito...

Tamponamento a Capodanno

Le leggi di Murphy sono un insieme di frasi, aforismi e assiomi che con molta ironia dipingono le sfortune della quotidianità con la pretesa faceta di avere certezza assoluta proprio come le leggi della scienza.

Il primo assioma, sul quale si basano tutti gli altri, è il seguente: "se qualcosa può andare male, allora andrà male". Pare che sia derivato dalle affermazioni di un ingenere areonautico, tal Murphy appunto, che, durante la progettazione di un razzo su rotaia disse "Se ci sono due o più modi di fare una cosa, e uno di questi modi può condurre a una catastrofe, allora qualcuno la farà in quel modo"...

In pronto soccorso le leggi di Murphy calzano a pennello, perchè ci sono giornate storte, particolari situazioni che proprio non vanno per il verso giusto nonostante sforzi e preghiere. Se qualcosa non va bene al pronto soccorso, non va alla grande, macrosopicamente, se ce la benchè minima possibilità che un evento raro, una malattia, una complicanza si verifichi,questa accadrà sicuramente soprattutto quando meno te lo aspetti. Quindi non bisogna mai abbassare la guardia, antisfiga in mano e pronti per ogni evenienza.

Una notte montavo di guardia il 31 dicembre, a Capodanno. Con altri fortunati infermieri i apprestavo a svolgere il mio dovere in un sacro giorno di festa, perchè il pronto soccorso non si ferma mai, è un servizio essenziale, anche se molti non lo capiscono. Bisogna dire che in queste occasioni si va al lavoro come sempre ma con una certa qualche amarezza in più per essere privati del piacere di una festa comandata (anche se al novanta per cento per stanchezza o pigrizia non avremo festeggiato), solo per il fatto della millenaria contrapposizione festa/lavoro. Le feste, i week end, le domeniche equivalgono agli altri giorni e questo lo impari tristemente facendo i turni. Così quella sera nella più ingenua umanità, ognuno portò qualcosa da mangiare e da bere sperando segretamente di trovare qualche minuto di tranquillità a mezzanotte per brindare all'anno nuovo con un dito di moscato. Le più esperte ai fornelli avevano preparato una ciambella salata finemente decorata su cui applicare le famose candeline scintillanti tipiche del Capodanno. La serata procede, andiamo alla grande, alle 23.30 ho piazzato tutti i pazienti, nessuno in attesa, il 118 dorme: siamo liberi.

Mentre gli infermieri preparano alla buona torta, tovaglioli, posate, moscato e quant'altro ricontrollo i pazienti in astenteria e mi unisco al gruppo.

Appena seduto nella sala infermieri, dove ci si riposa un po,' suona il campanello del triage. Mi tocca penso.

La probabilità che si trattasse di un caso chirurgico era pari a quella di entrare all'uficio postale e non trovare coda, cioè zero.

È un signore anziano, accompagnato dalla moglie, sono venuti in auto di fretta. Faccio il triage velocemente ed intanto lo osservo vedo che non ci siamo... Labbra viola, ipoteso, respira faticosamente, i parameri vitali non sono buoni: di corsa in sala per la visita.

Quindi lo faccio salire in barella lo traslo in sala e chiamo un'infermiera ad aiutarmi prelevandola dal salone delle feste. Subito ecg, esami. Mi accorgo che ha le giugulari turgide. Dall'anamnesi scopro che ha una bella insufficienza renale (uremica) e che è stato dimesso da due giorni dalla cardiologia. Non ci vedo chairo, il dolore al petto, seppur flebile mi fa pensare a qualcosa di pericardico o cardiaco ischemico. Perciò chiamo il cardiologo per eseguire un ecocardiogramma. Il collega scende, conosce il paziente e preoccupato si mette al lavoro. Quello che silenziosamente sospettavamo, ma che nessuno aveva il coraggio di dire si stava palesando sotto i nostri occhi. Il paziente intanto stava peggiorando nonostante l'ossigeno, la dopamina e tutte le misure attuate, piano piano era sempre più soporoso, sempre con più difficoltà respirava, così, temendo un arresto cardiorespiratorio imminente, convocai d'urgenza anche il rianimatore che arrivò giusto in tempo per vedere il monitor dell'ecografo.

Il cuore, nella visione a quatto camere, era circondato da un enorme versamento, l'atrio collassato non lo faceva riempire adeguatamente: tamponamento cardiaco, una vera e prorpia emergenza.

Il paziente perse conoscienza, perciò ci accinegemmo a praticare la pericardiocentesi cioè aspirare con un ago un po' di liquido dal cuore per liberarlo e permettergi di battere, l'unica cosa da fare e l'unica speranza di poter recuperare una situazione irrecuperabile.

Era mezzanotte.

Poco dopo il paziente defunse.

Mesti e amareggiati andammo in sala infermieri dove ormai avevano stappato bottiglie e acceso le stelline e bevemmo quel dito di moscato, che tuttavia, per la tristezza, ci sembrò quasi amaro.

Era il primo morto dell'anno nuovo.

La morte fa parte del lavoro, ci convivi ogni giorno, ci giochi, provi a sconfiggerla ma alla fine vince sempre, anche a Capodanno.

E quando accade non ci si può fermare perchè ci sono altre battaglie da combattere. "the show must go on!"

L'addio

Nella vita spesso capita di affrontare sfide e avversità, cimentarsi e giungere quasi ad amarle proprio per il fatto di averci temprato e reso migliori.

In termini psichiatrici si definisce sindrome di Stoccolma la particolare situazione in cui i prigionieri si affezionano ai sequestratori e quasi non vogliono essere liberati per non abbandonarli.

Così dopo turni pesanti, notti in bianco, gastriti atomiche, festività inesistenti e ferie rosicate anche per me giunse il momento, per questioni di lavoro e famiglia di abbandonare questa vita e passare ad altri lidi. Così con la morte nel cuore affrontai l'ultimo mese al pronto soccorso con sentimenti di schizofenica intensità: misto tra ansia per il nuovo, melanconia per il vecchio, lacrime e sangue. Così arrivò l'ultimo giorno al pronto soccorso.

Le sensazioni che provai sono difficilmente esprimibili, solo chi ha provato questi momenti potrebbe capire le difficcoltà e il pathos.

L'ultimo giorno mi recai al lavoro come sempre, turno del mattino, nella mia fantasia avrei voluto visitare e dimettere tutti i pazienti, salutare l'ultimo della lista congedandolo allegramente con "lei è il mio ultimo paziente!" e recarmi alla cena di addio.

Ma queste cose succedono solo nei film.

In realtà svolsi il mio lavoro come sempre, lasciai qualche consegna al cambio, poche a dire il vero, non prima di aver dimesso quello che per me era il mio ultimo paziente. Alla sera andai alla cena di rito, che colleghi, infermieri e oss avevano organizzato, e. pieno di tristezza, tornai a casa per fare il salto nel buio del nuovo lavoro.

Ma siccome molto c'era da dire, lasciai una lettera di congedo nella speranza di lasciare un segno positvo della mia presenza:

"Cari Amici,

è giunto per me il momento di andare, di tornare a casa, quasi come smontassi da un'eterna notte di guardia. Inizio una nuova avventura, torno a mettermi alla prova, a mettermi in gioco, a riniziare da zero per farmi una reputazione. Lo farò per la mia famiglia, glielo devo, e un pò per me...

Ma vado via con il magone, con tristezza di abbandonare un posto che ha lasciato un segno, nel bene e nel male, nel mio cuore.

Non posso fare a meno di scorrere con la mente tutti Voi, le vostre facce e i ricordi che ci legano. Li porterò sempre con me.

È stato un privilegio lavorare con i colleghi, gli infermieri e gli oss di questo gruppo.

È difficile trovare le parole giuste per salutare ed abbracciare ognuno di Voi, soprattutto dopo 5 anni.

Sono stati anni intensi: di lavoro duro, di gioie, di dolori, ho imparato tanto e ognuno mi ha lasciato qualcosa, come se avessi rubato un po' l'anima del vostro essere. Da parte mia spero di avervi lasciato un bel ricordo, un gesto, una battuta che vi rimanga in mente e, quando capiterà, mi penserete.

Ne abbiamo passate tante insieme, ci sono passati davanti tanti personaggi, (giovani e non) qualcuno è rimasto, qualcuno è stato come una meteora (vi ricordate Wissam?!).

Abbiamo riso anche quando, per le ristrettezze, la situazione era disperata.

Siamo stati forti anche se ci davano per vinti.

Abbiamo pianto perchè qualcuno ci ha lasciato. Abbiamo sperato, e vi prego di continuare a farlo, perchè checchè se ne dica, ci lamentiamo sempre ma il nostro lavoro in fondo ci piace.

Perchè è proprio per questo che siamo qui, che continuiamo ad andare avanti, talora in condizioni inumane, perchè facciamo un mestiere che ci piace. Non scordatelo mai.

Si, qualche volta vi ringrazieranno per quello che ogni giorno fate (intendo tutti: infermieri, medici e OSS) ma la meritocrazia ho capito che non esiste.

La moneta che vi ripagherà è ben diversa. A volte è dura, turni massacranti, niente riposi, sicurezza zero, aumento delle trattenute. Qualcuno può pensare di mollare.

A questi dico di non pensarci, non vi arrendete. Non esiste un mestiere non adatto per Voi.

Osserva i pazienti e provaci sempre..non farti idee su di loro prima di dargli una possibilità..tenta un trattamento, avrai belle sorprese.

E succede che bastano due occhi pieni di fiducia dell'ansioso, la stretta di mano sincera dell'ultimo marocchino come il viso roseo del riccone bianco che finalmente respira a cancellare la stanchezza di una notte insonne, di un riposo saltato, di un pasto non digerito.

Poca cosa direte Voi. Certo non ci si vince il Nobel, ma è proprio grazie ai "Giusti" che in silenzio ogni giorno fanno bene il loro lavoro che il mondo gira bene, e voi siete il mondo. Ricordatelo.

E quando qualcuno vi dirà che altrove sono più bravi non credeteci, io lo so!

E se vi chiedono dove lavorate, rispondete con orgoglio: "al DEA di ****!".

Ai colleghi medici voglio dire di esser uniti, le battaglie si vincono sempre. Avete diritto a riconoscimento e privilegi perchè lavorate con abnegazione e, con il resto dell'equipe, costituite un'elite. Non fatevi mai attaccare sul vostro modo di lavorare, sulla vostra professionalità, è inaccettabile, non vendetevi. Tenete duro. E quando ci sarà da scontrarsi siate pronti al sacrificio.

Ai più anziani vorrei ricordare di non perdere lo smalto, di aggiornarsi, di avere lo spiririto giusto, sorridere ogni tanto essere goliardi e proteggere i più giovani.

Ai più giovani direi di trovare interesse in qualche argomento fatevi mandare ai corsi, cercate di imparare nuove abilità.

Voi infermeri stringete i denti, lavorate con passione sempre, non perdete l'entusiasmo. Ci sono cambiamenti all'orizzonte, non si sa se buoni o cattivi, affrontateli con critica ma anche con la mente aperta.

Qualcuno è andato via, qualcuno cerca di andare ma qualcuno lavora per migliorare la vita agli altri, seguitelo, magari è un pazzo, magari un eretico, magari ha ragione...

Agli OSS voglio porgere la mia stima e il mio rispetto, senza di loro non gira nulla.

Quando arrivai l pronto soccorso, le prime notti, come tutti avevo paura. Pensavo di essere solo. Certo ancora oggi sono solo nelle mie decisioni cliniche, nei miei dubbi, ma non mi sono mai sentito solo nella persona, anzi mi sono sentito protetto e Vi ringrazio.

Mi piacerebbe scrivere qualche parola per ognuno di Voi ma non lo farò perchè mi sto dilungando troppo e perchè non vorrei scontentare nessuno dimenticandolo.

Per me il viaggio continua, Itaca è ancora lontana.

Un abbraccio caloroso di cuore a tutti.

Sinceramente Vostro

Dott. C."

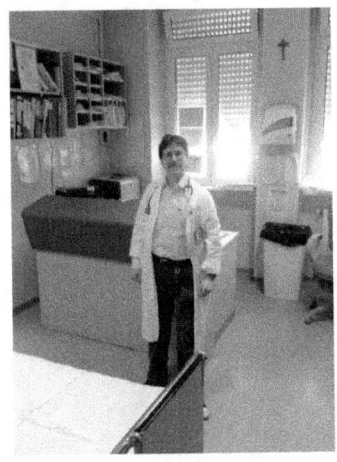

"Il lavoro in emergenza è già abbastanza stressante, perchè scrivere un libro? Mi ripetevo queste domande senza capire che ormai c'ero dentro sino al collo." Così nasce questo insieme di racconti per ridere e riflettere. Dedicato a tutti quelli che ogni giorno stanno sulle "barricate" del pronto soccorso e lottano ogni giorno.

Dedicato anche a tutti quelli che vogliono riflettere e sorridere con una delle realtà più crude e vere della vita di tutti i giorni.

Christian Cascio nasce a Genova più o meno 37 anni fa. Da sempre appassionato agli studi matematici ed ai misteri del cosmo a sopresa si iscrive a Medicina. Si laurea e si specializza a Genova. Per passione e per lavoro inizia la sua carriera al pronto soccorso da cui provengono i suoi racconti.